COURS

THÉORIQUE ET PRATIQUE

SUR LES

MALADIES DES FEMMES.

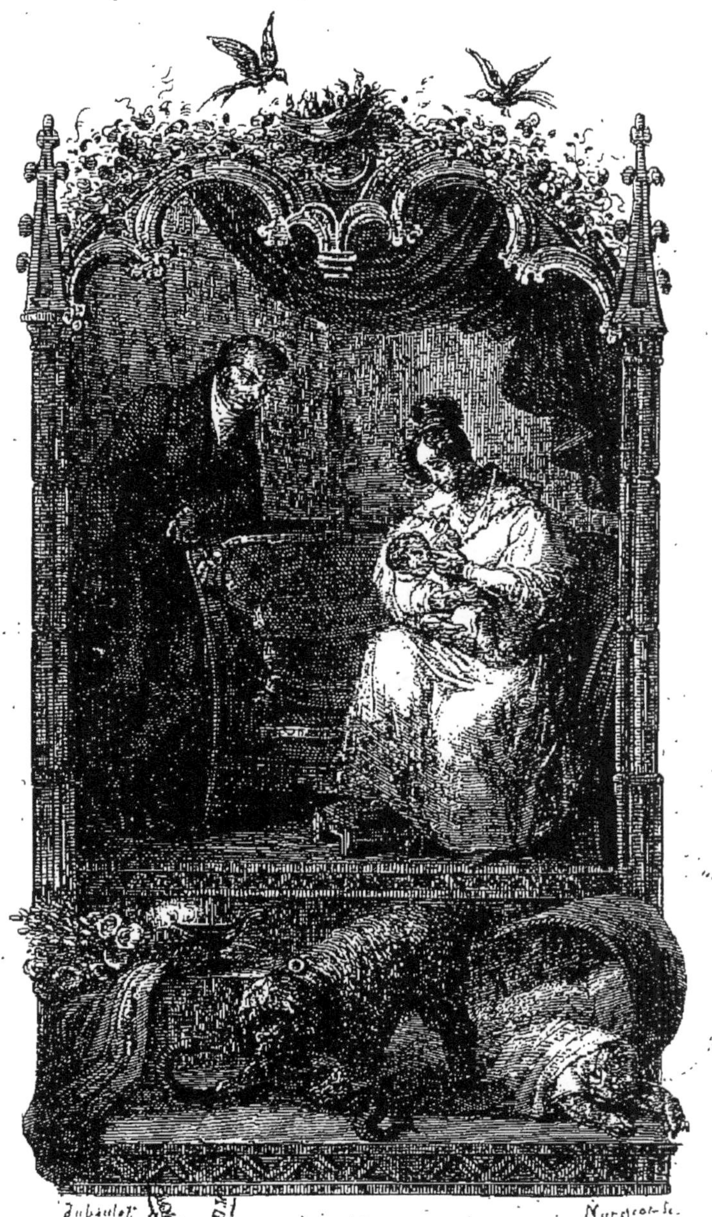

COURS

THÉORIQUE ET PRATIQUE

SUR LES

MALADIES DES FEMMES,

PAR M. A. BOMPARD.

DISCOURS D'OUVERTURE PRONONCÉ LE 9 OCTOBRE 1834
A L'AMPHITHÉATRE DE L'ÉCOLE PRATIQUE
DE LA FACULTÉ DE MÉDECINE.

ORNÉ D'UNE BELLE GRAVURE.

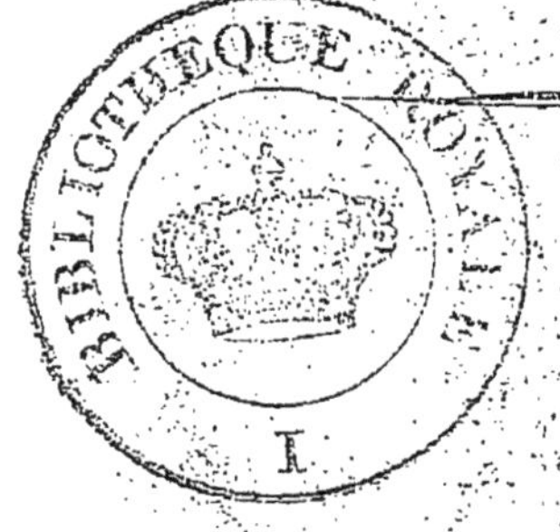

PARIS,

CHEZ { l'AUTEUR, rue de Bondy, n° 48 ;
JUST. ROUVIER, Libraire, rue de l'Ecole-de-
Médecine, n° 8.

COURS

THÉORIQUE ET PRATIQUE

SUR LES

MALADIES DES FEMMES.

⸺ ❦ ⸺

SOMMAIRE.

Caractères physiques et moraux qui distinguent la femme
de l'homme. — Des maladies des femmes, de leurs
causes. — Plan de ce cours.

MESSIEURS,

Après m'être occupé, avec quelques succès, des
maladies des femmes, je viens, en réclamant votre
indulgence, vous soumettre le résultat de mes ob-
servations. J'apporterai, dans ce nouveau travail,
ce zèle soutenu que j'ai mis dans toutes mes re-
cherches, et j'aime à croire que vous ne regrette-
rez pas le temps que vous m'aurez accordé.

Avant d'entrer en matière, permettez-moi de vous
indiquer les caractères physiques et moraux qui
distinguent la femme de l'homme. Ici, Messieurs,

je rappellerai, en grande partie, à votre souvenir, les idées émises par *Roussel* dans son excellent ouvrage, ayant pour titre : *Système physique et moral de la Femme*, ainsi que celles que l'on doit à des médecins plus modernes.

Jean-Jacques Rousseau, que l'on trouve partout, a avancé, selon moi, un paradoxe en disant dans son admirable livre de *Julie, que la femme est un homme en tout ce qui ne tient pas au sexe*. Je pense pouvoir aisément démontrer l'erreur dans laquelle est tombé le citoyen de Genève, et prouver qu'elle diffère de l'homme, non seulement par sa constitution physique, mais encore par ses facultés morales, par ses goûts et même par ses défauts. — En effet, l'observateur distingue promptement la petite fille du petit garçon, par l'allure, par le son de la voix, par la disposition du squelette, par celle des systèmes musculaire, circulatoire, nerveux, glandulaire, cellulaire, et même par la nature des sécrétions. — Du côté moral, les penchans sont bien différens, et cette remarque n'est pas échappé à *Ulysse* : vous savez comment il reconnut *Achille*, déguisé en femme à la cour de *Lycomède*. Enfin, s'il existait entre eux une espèce de similitude, en raison de la délicatesse de leurs organes, on la verrait cesser tout-à-coup au moment où commence le rôle que la femme doit remplir, époque où l'on voit apparaître les caractères distinctifs de son sexe.

La femme en se développant, tout en conser-vant beaucoup de sa constitution primitive, de la délicatesse de ses formes, de la flexibilité de ses organes, acquiert de nouveaux attributs, et se trouve enlacée dans une chaîne de besoins aussi inattendus qu'impérieux.

Je vais, Messieurs, vous donner une idée à peu près exacte des différences que la nature a appor-tées dans la formation des deux sexes, différences que ne peut apprécier l'homme vulgaire.

Le système osseux de la femme diffère notable-ment de celui de celui de l'homme : ses os sont moins gros, moins durs; leurs éminences, leurs apophyses, leurs courbures, sont moins prononce-cées; mais les différences les plus remarquables se trouvent dans les os du thorax et dans ceux du bas-sin.

La clavicule est plus droite, le sternum est plus court, mais plus large, plus relevé en avant; la poitrine est donc moins étendue chez la femme que chez l'homme, mais plus évasée.

Les os du bassin offrent plus de convexité à leur circonférence extérieure : les pubis, en général moins longs, se touchent par un plus petit nombre de points, et semblent tourner en dehors. La con-vexité du bassin éloigne les fémurs l'un de l'autre;

cet éloignement augmente la largeur des hanches, laquelle est encore accrue par la rondeur et par le volume des cuisses; celles-ci sont moins arquées que chez l'homme, et les genoux se portent plus en dedans. Cette disposition rend la progression plus pénible chez la femme, et lui donne une démarche toute particulière, surtout à cause du déplacement plus prononcé du tronc.

Le système musculaire n'offre pas moins de différences: les muscles sont moins vigoureux que chez l'homme, leur partie moyenne est moins saillante, leurs extrémités sont plus minces et terminées par des tendons qui s'attachent faiblement aux os; les fibres qui les composent sont plus déliées et plus ténues.

Chez les femmes, on trouve partout une très grande quantité de tissu cellulaire; il donne à leurs membres une surface uniforme et polie, cette rondeur et ces contours gracieux que l'homme admire. Des masses de ce tissu remplissent les cavités et les enfoncemens qui, s'ils paraissaient, seraient désagréables à la vue. Il faut convenir, dit *Roussel*, que dans la femme la nature a tout fait pour les grâces et pour les agrémens.

Si nous portons nos regards sur le système sanguin, nous trouvons ses vaisseaux infiniment plus ténus que ceux de l'homme. Chez celui-ci les lymphatiques sont petits, peu nombreux, tandis que chez celle-là ils sont en grand nombre et d'un assez fort calibre.

Les nerfs présentent aussi des différences incontestables; ils sont plus grêles et plus déliés que chez l'homme. Quant à leur système ganglionnaire, il est porté à un très haut degré de développement, et c'est à l'aide de cette disposition qu'on explique l'exquise sensibilité, la vivacité et la mobilité des sensations qui existent chez les femmes.

La voix de l'homme est plus forte, celle de la femme est plus aiguë, ce qui tient à l'étroitesse de son larynx.

Les femmes ont, en général, un coloris agréable qu'on ne rencontre pas chez l'homme; leur peau est plus douce, plus blanche; elle est dépourvue de poils, mais leurs têtes sont ornées d'une plus belle chevelure.

On sait combien elles ont l'odorat délicat, et combien elles aiment à sentir les parfums et les fleurs.

Chez elles les fonctions digestives ont généralement peu d'activité; elles n'ont besoin que d'une petite quantité d'alimens, et elles préfèrent toujours ceux qui sont le moins excitans. C'est une chose remarquable de voir jusqu'à quel point elles peuvent supporter le sentiment de la faim; c'est parmi les personnes du sexe que nous trouvons ces exemples d'abstinences prolongées.

Quant aux sécrétions, elles sont bien moins abondantes que chez l'homme; cela tient, sans doute, à l'écoulement périodique qui leur est particulier. La transpiration cutanée est aussi moins active, et l'odeur qu'elle exhale est plus acide; les urines sont aussi peu abondantes, peu chargées de sels; c'est ce qui rend la femme peu sujette aux affections calculeuses.

D'après ce que je viens de dire, on voit qu'elle conserve beaucoup des caractères physiques de l'enfance, et, en l'examinant dans les diverses périodes de sa vie, nous rencontrons encore d'autres particularités qui la distinguent de l'homme.

C'est à l'époque de la puberté que la jeune fille ressent une secousse violente qui fait éclater la beauté dont elle offrait déjà quelques traces : sa taille augmente, son cou s'arrondit, ses seins se développent, le flux menstruel s'établit, les traits de son visage acquièrent un charme nouveau, son corps est délié, fin et moelleux ; les battemens de son cœur sont plus prononcés; cet organe imprime au sang un mouvement plus rapide qui donne à toutes les parties plus de consistance, plus de chaleur et de coloris ; tout s'anime de plus en plus : ses yeux ont plus d'éclat, plus d'expression ; en un

mot, tout ce que la jeunesse a de grâce et de fraîcheur brille dans sa personne. Dans cet état, elle
éprouve de tendres inquiétudes, quelque chose
lui manque, elle n'ose se l'avouer, ou elle ne peut
se rendre compte de ses sensations.

La femme ne conserve pas toujours cette beauté
qu'on lui voit au début de sa carrière, qui ne date
réellement que de la brillante époque de la puberté. Peu à peu l'éclat de son coloris s'efface, ainsi
que la rondeur séduisante de ses formes; celle-ci
est remplacée par un certain embonpoint que l'âge
adulte amène; alors on lui voit perdre quelque
chose du gracieux de ses traits, de la finesse et de
la flexibilité de sa taille; cette fraîcheur de jeunesse,
qui se faisait remarquer en elle, n'existe plus; cependant elle possède encore des agrémens, même
des grâces majestueuses; mais elles se détruisent
insensiblement : l'embonpoint augmente, les traits
se flétrissent, le temps des amours et des illusions
s'est enfui!...

Quelques femmes voient arriver cette époque,
non sans indifférence, mais sans regrets; et alors,
si elles sont mortes pour les jouissances de l'amour
et de la vanité, elles sont encore pleines de vie
pour les passions douces, tendres et affectueuses.
D'autres, moins sages, font de vains efforts, em-
ploient divers cosmétiques pour échapper aux ou-

trages du temps. Malheureusement toutes leurs peines sont inutiles, car rien ne peut en effacer les empreintes.

Après avoir indiqué les caractères physiques qui distinguent la femme de l'homme, je vais essayer de tracer un tableau succinct de ceux que présente son moral. Ce sujet est fort difficile à traiter, et je sens que je me suis imposé une tâche qui, pour être convenablement remplie, exige une connaissance approfondie du sexe; aussi je ne me livre à ce travail qu'avec une grande méfiance de moi-même.

J'ai dit, Messieurs, que la femme est d'une constitution faible, que ses organes n'ont pas la même consistance que ceux de l'homme : c'est cette faiblesse qui la rend timide et quelquefois dissimulée; c'est elle aussi qui lui donne l'excessive sensibilité qu'elle possède, cette mobilité qui fait qu'elle ne retient pas, comme l'homme, les impressions des objets; aussi est-elle incapable de déterminations durables, ses sensations se succédant avec rapidité, et les dernières étant assez constamment celles qui prédominent.

Rien n'est plus prompt que l'action de son système nerveux; de là son esprit agréable, son imagination vive, fleurie et ardente; ses raisonnemens,

où l'on trouve plus de sel que de solidité et de pro-
fondeur. Pour elle, les affections morales sont ac-
cablantes, mais peu durables : on a vu des femmes
passer d'une idée à une autre, de la plus grande
affliction à la joie ; c'est ce qui fait qu'elles savent
mêler l'enjouement aux affaires les plus sérieuses,
rendre agréable le sujet le plus aride ; et comme
elles parlent avec facilité, qu'elles disent tout avec
goût, leur conversation pleine de vie, de naturel
et de grâces a un attrait irrésistible ; tandis que
l'homme instruit parle peu, et s'il le fait avec plus
d'utilité, c'est aussi avec moins d'agrément.

La femme, en quelque sorte sous la tyrannie des
sensations, sent mieux qu'elle ne crée ; c'est pourquoi elle se trouve sous l'influence des sentimens
doux et affectueux ; c'est pourquoi elle est bonne,
obligeante et humaine. Voyez avec quelle admirable inspiration elle prodigue ses soins à un malade,
à son enfant ! Elle étudie leurs moindres mouvemens, leurs plaintes ; elle court, elle vole, voit
tout, pense à tout…. La bonté, la douceur sont
tellement inhérentes à sa personne, que la colère
altère ses traits, les enlaidit, et cependant dans cet
état elle n'inspire aucun effroi. Voyez encore le
zèle, l'empressement qu'elle apporte pour faire
cesser une infortune, pour obtenir une faveur ou
un acte de justice.

La femme plait par ses grâces, par son esprit naturel, par des talens de société qu'elle possède
mieux que l'homme; par sa moralité, bien au-des-
sus de la sienne; par la promptitude de son juge-
ment, par la finesse de son tact. Qui saisit mieux
qu'elle les défauts, les ridicules des personnes
qu'elle voit dans le monde?

Les femmes qui suivent l'impulsion que leur
donne la nature, sentent bien que tout effort un
peu remarquable n'est pas fait pour elles; que tout
ce qui exige une profonde méditation n'est pas de
leur ressort : aussi ne les voit-on pas se livrer à de
grandes fatigues, affronter les hasards, se mêler
aux discussions politiques; elles laissent aux hommes
les emplois publics et civils, et se réservent les
soins intérieurs de la famille, ce doux empire do-
mestique qui les rend à la fois respectables et tou-
chantes.

Si nous en exceptons les pays où la tyrannie a
réduit la femme à l'état d'esclave, partout elle est
de fait maîtresse absolue de l'homme, partout elle
sait l'enchaîner; elle n'emploie pour cela que son
talent d'observation, ses moyens de séduction; elle
sait le flatter, captiver son cœur et son imagination;
elle se ploie à ses goûts, elle cède à propos et sans
contrainte; elle parvient encore à lui imposer ses
lois en appelant à elle ce sentiment de coquetterie;

qui n'est point un travers quand il n'est pas porté à l'excès : il ajoute, au contraire, quelque chose de piquant à ses autres qualités; enfin, ses caprices même contribuent à fonder son empire.

Mais si elle veut s'éloigner du rôle que lui a prescrit la nature, cessant d'être elle-même, elle perd tout ce qui nous attache à elle. Les femmes savantes, par exemple, ne sont plus ni bonnes mères, ni bonnes épouses; elles ne sauraient descendre de la culture des muses aux soins que réclament les personnes dont elles sont chargées de faire le bonheur.

En résumé, la force physique et morale est l'apanage de l'homme ; la faiblesse, la sensibilité, la mobilité, la finesse de l'esprit, celui de la femme. Le premier semble être le maître par les qualités qui le distinguent; mais, dans le fait, la faiblesse de la seconde, ses grâces, son adresse, nos passions, la rendent maîtresse, et cela est tellement vrai, que l'homme le plus altier subit ses lois. *Hercule* ne déposa-t-il pas sa lourde massue pour filer aux pieds d'*Omphale* ?

J'ai omis à dessein de parler des caractères physiques les plus apparens qui distinguent la femme de l'homme : ces caractères résident dans la différence des organes sexuels. Comme ils sont à la connaissance de tout le monde, au moins pour ceux qui sont extérieurs, je crois pouvoir me dispenser d'entrer dans des détails à ce sujet, devant d'ailleurs y revenir en traitant des maladies particulières aux femmes, et qui toutes dépendent de l'altération des viscères qui leur sont propres, ainsi qu'il sera démontré dans la suite de ce cours.

Quelques auteurs, en s'occupant des affections des femmes, les ont classées dans neuf cadres, c'est-à-dire, suivant qu'elles se déclarent avant la puberté, après l'établissement des règles, après la première jouissance, pendant l'état de grossesse, de la parturition, après cette fonction; pendant l'alaitement; à l'époque de la cessation des menstrues; enfin, après la ménopause. Dans chacune de ces époques, l'observateur remarque, en effet, une foule de phénomènes morbides que je vais énumérer et qui se rattachent à chacune d'elles.

J'ai dit, Messieurs, qu'avant la puberté, la jeune fille diffère déjà du jeune homme du même âge qu'elle; cependant, elle n'est exposée qu'aux maladies de ce dernier, quoiqu'étant plus excitable, plus sensible que lui; je n'en excepte même pas ce léger écoulement muqueux qui survient quelquefois à la suite d'une irritation de la surface interne des grandes lèvres, parce qu'il a beaucoup d'analogie avec la *balanite* des jeunes garçons.

Aux approches de la puberté, nous voyons survenir divers désordres, dont les uns sont dus à des irritations de la peau, de l'utérus, de la poitrine, du cœur, de l'encéphale ; d'autres à un état de faiblesse des systèmes circulatoire et nerveux, et d'autres, enfin, dépendent d'un vice de conformation des parties sexuelles.

Parmi les premières, je place certaines éruptions cutanées qui se montrent principalement au visage, ces mouvemens fébriles irréguliers que l'on voit si souvent dégénérer en mitrite par l'imprudent emploi des emménagogues; les ardeurs de poitrine, les picotemens dans le larynx, les palpitations, les étouffemens, les crachemens de sang; les céphalalgies plus ou moins répétées sont aussi attribuées à un état d'irritation.

La chlorose et l'anémie sont dues à la faiblesse de l'organisation en général.

Quant aux vices de conformation des parties génitales externes, ils peuvent occasionner des accidens en retenant le sang dans le vagin ou même dans l'utérus ; mais ils sont peu graves, en général, parce qu'il est facile d'y remédier.

La première jouissance ordinairement douloureuse, produit de légères meurtrissures qui cèdent à des lotions d'eau tiède ou froide.

Tous les médecins pensent que le coït modéré est favorable à la santé, et ils croyent, avec raison, qu'il est nuisible lorsqu'on s'y livre avec excès, et, en effet, c'est ordinairement à la suite des jouissances trop réitérées qu'on voit se déclarer des inflammations aiguës ou chroniques de l'utérus ou des ovaires; des écoulemens leucorrhoïques et autres affections morbides. Ces accidens sont surtout à craindre lorsque la femme s'adonne aux plaisirs de l'amour peu avant, pendant ou peu après l'éruption de ses règles, époques où elle est plus lascive que dans d'autres temps.

Quelquefois les menstrues ne s'établissent pas d'une manière normale, l'écoulement se fait ailleurs que par le vagin, ce qui donne lieu à des accidens que je signalerai en parlant de la *ménoxenie;* d'autres fois, après s'être régularisé, on voit survenir une *ménorrhée* ou une *aménorrhée* selon certaines dispositions individuelles.

Dans quelques circonstances, la matrice réagit sur le système nerveux, et cette réaction donne lieu aux phénomènes que je décrirai sous le nom d'*hystérie;* chez quelques femmes, on voit se développer ce groupe de symptômes hideux que les nosologistes on décrit sous la dénomination de *nym-*

phomanie ou de *fureur utérine*, qu'on ne doit pas confondre avec l'*érotomanie*, qui n'est que la mélancolie occasionnée par un amour malheureux. Cet état existe également chez l'homme.

Enfin, c'est dans le cours de la période dont je m'occupe qu'on peut constater l'état de stérilité de la femme.

Si elle n'est pas stérile, dès qu'elle a conçu, on voit se développer chez elle une série de phénomènes plus ou moins graves, dont les uns dépendent du déplacement de l'utérus, telle que la rétroversion, la hernie de cet organe ; d'autres ne sont que sympathiques : chez l'une ce sont des douleurs de dents intolérables ; chez une autre des pthyalismes, des nausées, des vomissemens, des appétits dépravés, des cardialgies, des coliques, la constipation ou la diarrhée (ces deux états alternent quelquefois), la rétention ou l'incontinence d'urine ; l'œdème des extrémités inférieures accompagnent aussi la gestation dans quelques cas ; souvent il y a pléthore, palpitations, syncopes, toux sèche, hémoptysie, varices ; enfin, on observe également, chez certaines femmes nerveuses, des altérations dans l'exercice des sens.

Si nous suivons la femme pendant les cruels instans de la parturition, nous sommes témoins des horribles souffrances auxquelles elle est en proie et des dangers qu'elle court. *Legouvé* a dit avec beaucoup d'éloquence :

> C'est elle qui neuf mois dans ses flancs douloureux,
> Porte un fruit de l'hymen trop souvent malheureux ;
> Et sur un lit cruel, longtemps évanouie,
> Mourante, le dépose aux portes de la vie, etc.

Ce sujet sera réduit à ses plus simples expressions théoriques et pratiques.

Après avoir accompli cette fonction, lorsque tout se passe selon les vœux de la nature, un mouvement fébrile, qu'on nomme *fièvre de lait* et qu'on devrait désigner sous celui de *fièvre puerpérale*, rétablit, chez elle, l'équilibre qui avait été rompu et tout rentre dans l'ordre ; mais il n'en est pas toujours ainsi ; de graves maladies viennent très souvent compromettre son existence, au nombre desquelles je dois principalement citer la péritonite.

Les femmes qui accomplissent entièrement leurs devoirs, nourrissent leurs enfans ; mais ce n'est pas toujours sans être exposées à des dérangemens de santé : chez les unes, les mamelles s'engorgent, chez d'autres, les mamelons se gercent.

Enfin, du moment de la puberté à celui de la ménopause, la femme est encore sujette à de graves et douloureuses maladies ; c'est dans le cours de cette période que l'on voit paraître le cancer du sein, de l'utérus, des métrites aiguës ou chroniques, l'ovarite, des hydropisies utérines, des pertes blanches ou rouges, des polypes et un grand nombre d'autres affections moins graves que celles que je viens d'énumérer.

D'après cet exposé, on prévoit déjà la marche que je me propose de suivre dans ce cours. Je traiterai d'abord des maladies relatives à la puberté ; je passerai à la description de celles qu'on rencontre chez les femmes qui ont connu les plaisirs de l'amour ; je m'occuperai de l'accouchement et de ses suites ; des accidens qui accompagnent la lactation ; enfin, je terminerai par vous entretenir des affections qui précèdent la cessation des règles et qui se prolongent au-delà de cette époque. Je saisirai cette circonstance pour essayer de détruire certains préjugés aussi nuisibles que généralement accrédités. Je démontrerai combien est absurde l'opinion vulgaire qui veut que les femmes se préparent à l'âge critique par l'usage journalier d'une infusion de vulnéraire, qui veut qu'elles se couvrent de cautères, qu'elles prennent fréquemment des purgatifs, des sudorifiques, dans la vue d'expulser ce lait que l'on dit être répandu dans toute l'économie et auquel on attribue ces infirmités qui les accablent à cette époque de leur existence, et qui, selon les bons praticiens, sont dues à tout autre cause.

Après ce rapide énoncé, permettez-moi, Messieurs, de vous dire quelques mots sur les causes générales des nombreuses affections dont je vous déroulerai successivement le tableau.

Les femmes sont sujettes aux mêmes maladies que les hommes, les causes en sont aussi les mêmes; mais il en est d'autres qui les prédisposent aux altérations qui leur sont particulières : parmi ces causes, je dois placer le défaut d'exercice, ensuite certaines pièces dont se compose leur habillement, et surtout le corset : cette cuirasse, pour me servir de l'expression de *Buffon*, peut être regardée, non seulement comme propre à faciliter le développement de quelques difformités; mais encore, on peut lui reprocher de prédisposer aux affections nerveuses si communes chez les femmes, à cet état de faiblesse et de langueur si fréquent chez elles.

Je considère également comme causes prédisposantes, les soins que l'on se donne à cultiver leur imagination, les précautions que l'on prend pour les préserver de l'action du grand air, de la chaleur, de l'humidité et du froid. Mais les principales causes des maladies du sexe sont les chagrins cuisans qui naissent d'un amour malheureux, des peines domestiques, surtout pour les femmes de la classe moyenne de la société; chez les gens riches, c'est aux excès de table, aux plaisirs sans fin, aux repentirs tardifs, qu'il faut attribuer le dérangement de leur santé; enfin, la privation du coït est souvent la cause des métrites aiguës ou chroniques; c'est ce que ne peuvent méconnaître les médecins qui ont été placés favorablement pour donner des soins aux femmes qui vivent dans le célibat. L'abus dans les jouissances de l'amour produit les mêmes effets.

Dans la distribution des maladies, je n'ai pas voulu établir, entre chaque classe, une ligne de démarcation absolue; je n'ai pas prétendu dire, par exemple, que l'aménorrhée est exclusivement une maladie des filles; que le cancer utérin ne survient que vers l'âge critique, etc.; la classification que j'adopte n'est que pour faciliter l'étude, que pour montrer que telle affection est plus commune à tel âge qu'à tel autre, et rien de plus.

En m'occupant du traitement, je vous indiquerai une médication plus sûre, plus douce et un nouvel instrument pour la resection du col utérin.

Pour ne pas distraire l'attention, je négligerai de citer les auteurs qui se sont occupés des maladies des femmes; je ne nommerai que ceux dont les travaux sont de quelque importance, quoiqu'ayant puisé, pour rendre ce cours aussi complet que possible, chez les anciens comme chez les modernes, chez les bons comme chez les mauvais écrivains.